AF246737

DE LA TUBERCULOSE

DES

GANGLIONS BRONCHIQUES

OU

TUBERCULOSE MÉDIASTINE

PAR M. E. BOUCHUT,

Professeur agrégé de la Faculté de médecine,
médecin de l'hôpital des Enfants malades,
chevalier de la Légion d'honneur,
membre de la Société anatomique, de la Société de biologie,
de la Société médicale de Dresde, etc.

PARIS

TYPOGRAPHIE DE HENRI PLON

IMPRIMEUR DE L'EMPEREUR,

RUE GARANCIÈRE, 8.

1863

DE LA TUBERCULOSE

DES GANGLIONS BRONCHIQUES

OU

TUBERCULOSE MÉDIASTINE.

LEÇON FAITE A L'HOPITAL DES ENFANTS MALADES.

Il vient de mourir subitement, au n° 11 de la salle Sainte-Catherine, dans un violent accès d'asthme, une jeune fille dont la maladie mérite une attention particulière, tant à cause de sa rareté que de sa gravité. En effet, quoique bien connue, ce qu'on appelle la *phthisie bronchique*, c'est-à-dire la *tuberculose des ganglions bronchiques*, est, à l'état de maladie primitive, extrêmement difficile à reconnaître pendant la vie des enfants. Je me reprocherais de ne pas saisir avec empressement l'occasion de vous en parler en faisant l'analyse clinique du fait que nous venons d'observer, dont nous avons suivi ensemble l'évolution, et qu'une mort subite nous a permis d'étudier jusque sur le cadavre.

Rappelons d'abord nos souvenirs par l'exposé des faits, par une rapide énumération des symptômes, et par la description des pièces anatomiques que vous avez pu voir, et qui vous montrent le genre des désordres matériels produits par la tuberculose médiastine. C'est le moyen de discuter sérieusement le sujet, sans nous écarter des données de l'observation clinique et sans nous perdre dans le détail de considérations inutiles.

Tuberculose médiastine ou phthisie bronchique avec congestion chronique du poumon gauche.

Berthe G..., âgée de six ans, est entrée le 5 mai 1863, salle Sainte-Catherine, n° 11.

Cette enfant, toussant habituellement depuis six mois, entra à l'hôpital pour être guérie de cette indisposition. Elle avait en même temps un eczéma de la peau et un favus du cuir chevelu.

La percussion indiquait une diminution de résonnance sous la clavicule gauche, et en ce point il y avait du retentissement de la voix et des râles sous-crépitants et muqueux fins assez considérables. A droite et en arrière seulement, existaient quelques râles muqueux à grosses bulles.

L'enfant avait bon appétit et n'avait pas de diarrhée. De l'arséniate de soude à 0,005 par jour fut donné, en même temps que du goudron fut appliqué sur le cuir chevelu.

La petite malade fut considérée comme ayant une bronchite suspecte probablement compliquée de tubercules. Au bout de trois semaines, la toux avait disparu, ainsi que les phénomènes d'auscultation, constatés sous la clavicule gauche, et on se demanda s'il n'y avait pas eu d'abord erreur de diagnostic, et s'il ne s'agissait pas d'une bronchite simple avec congestion pulmonaire chronique au sommet du poumon gauche.

On cessa l'arséniate de soude, car l'eczéma avait disparu; le favus s'améliora beaucoup sous l'influence du goudron.

A ce moment, l'enfant a été prise d'accès d'asthme, qui se sont reproduits pendant une semaine tous les jours, à peu près à la même heure. Il y eut quelques jours d'interruption, puis les accidents revinrent à des heures différentes. L'enfant était avertie de l'attaque par une toux sèche, continuelle, qui durait une demi-heure; puis la respiration s'embarrassait, devenait pénible, avec douleur épigastrique; le visage devenait bleu, ainsi que les lèvres et les mains; les extrémités se refroidissaient, et l'enfant tombait dans un état qui semblait indiquer une mort prochaine. Il y avait quelquefois des vomissements; puis le calme revenait, et après quelques moments de sommeil, l'enfant semblait guérie jusqu'à une nouvelle attaque.

Dans les intervalles des accès, bon appétit, pas de diarrhée, pas de fièvre. A la fin de l'accès, l'enfant n'avait pas le hoquet convulsif qui termine le spasme de la glotte; pas de convulsions.

Le 5 mai, cette enfant a eu un accès auquel elle a succombé.

Autopsie cadavérique. — Le cerveau, fortement congestionné, avec dilatation considérable des veines méningées, a perdu un peu de sa consistance, mais ne présente aucune granulation tuberculeuse ni trace d'hydrocéphalie.

Le foie, volumineux, présente à la surface des traces de péritonite partielle; on y voit des fausses membranes molles, verdâtres, de formation récente.

La rate présente une altération pareille.

Les ganglions mésentériques sont énormément hypertrophiés; quelques-uns ont le volume d'une petite noix; ils sont très-nombreux, et sont la plupart convertis en matière tuberculeuse crue.

Poitrine. — A l'ouverture du thorax et du cou, on trouve un corps thyroïde peu volumineux, dont les deux lobes sont réunis par un pont au-dessus des deux premiers anneaux de la trachée. Au-dessous se trouve le thymus, qui descend de chaque côté jusqu'au niveau de la troisième côte, qui est moins de structure normale, et qui n'a pas plus de 2 centimètres de diamètre de chaque côté.

Autour du thymus se trouvent des ganglions lymphatiques hypertrophiés, et quand on saisit les racines des bronches à pleines mains, on sent que ces ganglions sont plus volumineux à droite qu'à gauche. Les plus gros ont le volume d'une grosse noisette.

Dans une coupe transversale de la trachée, un peu au-dessus de la bifurcation, ce conduit a le diamètre normal, et à droite se trouve la surface de section de deux ganglions lymphatiques, l'un tuberculeux, l'autre hypertrophié.

Dans une seconde coupe, pratiquée transversalement un peu audessous de la bifurcation des bronches, on trouve la bronche droite enveloppée supérieurement et inférieurement par d'autres ganglions convertis en matière tuberculeuse crue. Ici encore la bronche ne paraît en aucune façon comprimée. Le nerf pneumogastrique passe au milieu de ces tumeurs. D'autres tubercules en plus petit nombre existent dans le médiastin postérieur, au niveau de la racine des bronches.

Poumon. — Le poumon gauche ne présente pas d'adhérences au sommet; il en présente à la base. La partie antérieure et supérieure crépite faiblement, est dure, résistante sur quelques points. Le tissu est un peu friable, d'un rouge vineux, résiste sous le scalpel, paraît imperméable et a tous les caractères de la splénisation. Il renferme peu de liquide, et la pression n'en fait presque rien sortir. Sur quelques points de ce lobe, il y a des noyaux durs, d'un rouge pâle, au milieu desquels existe un commencement d'infiltration tuberculeuse grise demi-transparente. Pas de tubercules crus ni de granulations grises.

Le lobe inférieur présente des traces de congestion lobulaire à différents degrés, et quelques lobules présentent aussi un commencement d'infiltration tuberculeuse.

A droite, il n'y a pas d'adhérence entre les plèvres; on remarque une congestion lobulaire disséminée partout et à différents degrés, mais le poumon crépite et nulle part il n'y a d'induration semblable à celle du poumon gauche.

En résumé, bronchite chronique et congestion chronique du sommet d'un poumon pendant six ou huit mois, voilà le point de départ des accidents. Tuberculose des ganglions du médiastin comprimant le pneumogastrique et produisant des accès d'asthme et la mort, voilà les conséquences. Cela étant, recherchons dans les archives de la science quels sont les faits analogues à celui que nous venons d'observer, pour les comparer et pour aider au diagnostic de ces cas difficiles. Cela me permettra de jeter un coup d'œil général sur les symptômes variés de la tuberculose des ganglions du médiastin.

Je donne le nom de tuberculose médiastine à la phthisie bronchique, parce que ce mot indique nettement la nature et le siége de la maladie que je veux décrire, l'autre ne consacrant qu'une double erreur, tant à l'égard de la *phthisie* qui n'existe pas que de l'épithète *bronchique* indiquant une maladie des bronches.

La tuberculose médiastine est une maladie qui résulte de la présence des tubercules dans les ganglions du médiastin situés à la racine des bronches, autour des gros vaisseaux et des nerfs du poumon.

Elle a été décrite pour la première fois en 1824 dans une très-bonne thèse de M. Leblond, ayant pour titre : *Sur une espèce de phthisie particulière aux enfants*. Il en a été ensuite question à Berlin, en 1826, dans un travail du docteur Becker ; en 1830, dans un bon mémoire du docteur Berton, couronné par la Société médicale d'émulation ; dans le livre de Laennec ; puis ces connaissances se sont répandues, et on les retrouve très-étendues dans les recherches de Lee (*London medical Gazette*) et de la plupart de ceux qui se sont occupés des maladies de l'enfance.

Causes. — La tuberculose des ganglions du médiastin, maladie presque exclusive de l'enfance, se développe beaucoup plus fréquemment chez les garçons que chez les filles. Telle est du moins l'opinion de notre collègue M. Barthez. — C'est une maladie plus fréquente à l'hôpital qu'en ville, chez les pauvres que chez les riches, et elle se rattache de la façon la plus intime à la diathèse scrofuleuse. Elle succède à la bronchite de la rougeole, à la coqueluche prolongée, à la bronchite simple et capillaire, à la pneumonie, à la phthisie pulmonaire, enfin à toutes les phlegmasies des bronches et du poumon, quelle que soit leur nature.

Un fait incontestable domine son étiologie ; en outre du scrofulisme prédisposant, c'est l'existence antérieure d'une phlegmasie broncho-pulmonaire. —Chez notre malade, la phlegmasie broncho-pulmonaire, qui a précédé la tuberculose médiastine, datait de six mois. — Ici donc, comme partout, on voit l'inflammation d'un tissu provoquer celle des ganglions lymphatiques correspondants. C'est l'inflammation de l'intestin qui engendre la tuberculose mésentérique ou carreau ; c'est celle des gencives, des amygdales ou du cuir chevelu, qui, par la dentition, par la stomatite, par les angines, par l'eczéma, par l'impétigo, par la teigne, etc., provoque la tuberculose cervicale.

Jamais loi pathogénique n'a été mieux établie, et vous pouvez être assurés que toute hypertrophie ou tuberculose ganglionnaire est la conséquence de l'action morbide exercée sur le ganglion malade par une irritation antérieure préalable.

Lésions. — Des ganglions lymphatiques hypertrophiés, indurés, remplis à moitié ou entièrement de matière tuberculeuse infiltrée, enkystée, crue ou ramollie, et situés dans les médiastins, en avant ou en arrière des bronches et des gros vaisseaux, sur le nerf pneumo-gastrique, telle est l'altération anatomique caractérisant la tuberculose médiastine.

Les ganglions tuberculeux du médiastin existent en avant et en arrière des bronches, autour de l'artère et de la veine pulmonaire, quelquefois de la veine-cave, et ils sont souvent assez gros pour comprimer plus ou moins l'œsophage et le pneumogastrique. Leur volume varie du volume d'un noyau de cerise à celui d'un gros œuf. Les uns ne sont qu'hypertrophiés ou congestionnés, et on y reconnaît la substance du ganglion, rouge et ramollie par l'état inflammatoire. D'autres sont en partie indurés, pâles, résistants, çà et là infiltrés de matière grisâtre, demi-transparente et brillante comme celle que je vous ai montrée sur notre petite malade. Il en est qui, au milieu de cette matière demi-transparente, offrent des points jaunâtres plus ou moins nombreux qui semblent être le commencement d'une métamorphose en tubercule cru ou de véritables tubercules jaunes déjà formés. Quelques-uns sont tout à fait convertis en matière jaune crue comme du marron d'Inde, ramollie au centre ou en totalité, et alors forment une masse enkystée de tubercule ramolli, demi-compacte. Ailleurs, ils sont transformés en matière crétacée calcaire et à l'état de pétrifications. Ce qu'il y a de curieux dans ces lésions, c'est que souvent on trouve dans un même ganglion du tissu normal hypertrophié, de l'infiltration tuberculeuse grise et du tubercule cru, au centre duquel existent des vaisseaux assez nombreux et d'assez fort calibre. Il est évident que ce sont là tous les âges réunis d'une même altération, depuis l'état phlegmasique produisant l'induration, qui est le point de départ, jusqu'à la formation des tubercules gris et crus, qui sont le point d'arrivée.

Par leur siége et par leur volume, les ganglions tuberculeux des médiastins compriment, refoulent et perforent les organes voisins. Quelquefois même il s'établit entre ces organes et la poche ganglionnaire une communication permanente. J'en ai vu un certain nombre d'exemples.

Dans un cas cité par Tonnelé, la veine-cave supérieure, comprimée au-dessous de sa bifurcation, était complétement aplatie et refoulée en haut.

MM. Cloquet, Leblond et Barthez en ont signalé d'autres où la compression s'exerçait sur les bronches. Des exemples d'adhérence, de perforation et de communication ont été rapportés, soit avec l'œsophage par Leblond, soit avec des bronches par le même auteur et par M. Barthez, soit enfin avec l'artère pulmonaire par MM. Berton et Constant.

Les docteurs Wrisberg, Merriman, Rozetti, Becker, etc., ont rapporté des faits non moins curieux, et relatifs à la compression des pneumo-gastriques ; il y en a même un, plus remarquable encore dû au docteur Lee et dans lequel la compression du récurrent venait s'ajouter à celle du pneumo-gastrique.

M. Painetvin m'en a fait observer un autre dans lequel les tubercules du médiastin postérieur comprimaient le pneumogastrique gauche le long de la colonne vertébrale, dans une étendue de 8 à 10 centimètres, en même temps que la bronche correspondante, qui se trouvait entourée et serrée presque complétement par une masse de tubercule cru ayant 3 ou 4 centimètres d'épaisseur. L'enfant ayant une dyspnée continuelle, avait succombé subitement dans un accès de suffocation, le premier qu'elle eût ressenti. D'autres tubercules existaient dans les poumons, dans le foie, dans la rate, dans le mésentère et dans les ganglions du cou à l'état de crudité. C'était une tuberculose générale avec compression des bronches et du pneumo-gastrique.

En outre de la lésion des organes renfermés dans le médiastin, la tuberculose des ganglions bronchiques existe assez habituellement avec d'autres productions tuberculeuses du poumon, de l'intestin, du mésentère, du péritoine, des ganglions du cou ; car il est très-rare de la rencontrer toute seule. Le fait que vous venez d'observer dans mes salles est cependant une de ces exceptions.

Les symptômes de la tuberculose médiastine sont tous indirects et en quelque sorte de voisinage, car la maladie du ganglion bronchique ne produit par elle-même aucun trouble fonctionnel appréciable. C'est à ce point que, sur cent nécropsies d'enfants morts à l'hôpital, il y a quatre-vingt-dix fois des tubercules dans les ganglions du médiastin, qu'aucun symptôme n'a révélés pendant la vie. Le trouble fonctionnel direct produit par la tuberculisation des ganglions bronchiques est inappréciable et par conséquent, dans la grande majorité des cas, c'est une lésion sans symptômes, ce qui rend son diagnostic incertain, souvent même impossible.

La tuberculose adéno-bronchique ne donne lieu à des symptômes appréciables que lorsqu'elle a transformé les ganglions du médiastin en tumeurs assez volumineuses pour comprimer les organes voisins. Sous ce rapport, les symptômes qu'elle présente sont à peu près ceux qu'amènerait une tumeur de toute autre nature placée derrière le sternum (abcès, dégénérescence du thymus, etc.), ou devant la colonne vertébrale (carie des vertèbres, tumeur de l'œsophage, etc.). De plus, ces symptômes varient suivant que la compression porte sur tel ou tel organe du médiastin, sur les bronches, sur les nerfs récurrents et pneumogastriques, sur l'œsophage et sur les gros vaisseaux du poumon ou du cœur.

Quand la tuberculose des ganglions bronchiques comprime les bronches au moyen de tumeurs volumineuses, elle amène de la matité sous le sternum, de la dyspnée, quelquefois du souffle, une grande faiblesse du murmure vésiculaire dans la partie du poumon correspondant avec la bronche aplatie, et selon que l'affaiblissement du bruit respiratoire est complet ou incomplet, on juge du degré de la compression. C'est ce qu'ont signalé MM. Leblond et Barthez. Toutefois, le premier de ces auteurs ajoute que, dans les cas où le tubercule ramolli perfore le tuyau bronchique, il se forme une poche ou caverne ganglionnaire qui vide son contenu dans les bronches et qui amène l'expectoration de fragments tuberculeux assez reconnaissables pour qu'on doive en deviner l'origine. C'est là un fait à revoir.

Au reste, ce phénomène serait le seul qui indiquât la présence d'une caverne ganglionnaire communiquant avec les bronches, car il ne se produit ici aucun des phénomènes d'auscultation, semblables à ceux qu'on trouve dans les cas d'excavation pulmonaire tuberculeuse. Cela se comprend, vu l'absence d'une colonne d'air en mouvement.

La tuberculose des ganglions bronchiques comprimant le pneumo-gastrique dans le médiastin ou seulement le nerf récurrent, donne lieu à des troubles variés d'innervation. Des quintes de toux semblables à celles d'une coqueluche anormale ont été observées chez un enfant par M. Barthez. D'autres ont signalé la raucité de la toux, quelquefois de l'aphonie, enfin de la dyspnée et de véritables accès d'asthme.

Ces accès d'asthme s'observent également chez l'adulte dans les cas de compression nerveuse par des tumeurs autres que le tubercule, et quelquefois par le cancer du médiastin. En voici un exemple :

Un monsieur de soixante-cinq ans, guéri d'une albuminurie chronique avec anasarque, ayant un hydro-sarcocèle avec fongus de la vessie donnant lieu à des pissements de sang, fut enfin pris d'hémoptysies et d'expectoration intermittente d'utricules fibrineuses et de fragments de cancer. Il fut visité tour à tour par MM. Civiale, Grisolle et Louis. C'est un malade auquel j'ai donné des soins pendant dix ans.

Il fut pris d'accès d'asthme à étouffer, d'abord d'une façon quotidienne, puis irrégulièrement tous les quatre, six ou huit jours. Longtemps je soupçonnai le cancer du poumon sans pouvoir le découvrir, lorsque avec le temps il se fit sous la clavicule gauche de la matité avec faiblesse excessive du murmure vésiculaire et bronchophonie légère. Nous doutions encore, quand le rejet avec l'expectoration de fragments rougeâtres charnus et d'utricules membraneuses au milieu d'une petite quantité de sang, me fit croire à un cancer du poumon.

Les accès d'asthme me firent présumer que ce cancer du poumon, placé au sommet gauche, comprimait le pneumo-gastrique correspondant, et la mort subite dans un accès, après trois mois de maladie, ne me laissa aucun doute sur la nature du mal.

C'était en ville, la nécropsie n'a pu avoir lieu.

La présence des accès d'étouffement a une grande importance pour le diagnostic de la tuberculose médiastine, car, l'asthme essentiel étant sans exemple chez les enfants, si un petit malade, exempt de maladie cardiaque ou d'emphysème pulmonaire, présente des accès d'étouffement, il y aura tout lieu de croire que la névrose résulte de la compression du pneumo-gastrique, par des tubercules du médiastin. Cela résulte des observations de P. Franck, de Wrisberg, de Merriman, de Rozetti, de Becker, de Ley, de Hérard, de Roger (1),

____

(1) Voici le cas observé par mon collègue M. Roger : Un petit garçon

qui ont vu les ganglions tuberculeux comprimant le pneumo-
gastrique ; de Ley, qui a signalé la compression du récurrent ;
enfin de l'examen du malade, mort étouffé subitement dans
mes salles, et dont vous avez avec moi recueilli l'observation.

Quand les tubercules des ganglions du médiastin sont placés
de façon à comprimer l'œsophage, il en résulte des accidents de
dysphagie. On en trouve la preuve dans les observations de
Leblond (1). Un enfant, dans cette situation, avalait avec diffi-
culté, et la déglutition provoquait des quintes de toux.

La compression des gros vaisseaux de la racine du poumon et
leur perforation par les masses tuberculeuses du médiastin pro-
duisent des accidents relatifs à la gêne de la circulation, soit
l'œdème du visage, soit la dilatation des veines du cou, et enfin
des hémorrhagies des narines, du poumon ou du cerveau.

Leblond a rapporté deux cas d'œdème du visage, phénomène
également signalé par M. Barthez ; et il peut se produire de
l'œdème du poumon et de l'anasarque comme dans les maladies
du cœur.

Berton a cité deux cas de perforation de l'artère pulmonaire,
M. Barthez en a publié un autre, et cet auteur cite même le fait
curieux d'une hémoptysie foudroyante mortelle chez un enfant
qui n'avait d'autre lésion qu'une compression des gros vaisseaux
du poumon par une masse tuberculeuse.

Comme vous pouvez le voir, tant par l'examen de la petite
malade qui a succombé subitement dans nos salles, que par
l'analyse des faits antérieurement publiés, le diagnostic de la
tuberculose des ganglions bronchiques est difficile, quelquefois
même impossible. Il n'y a souvent que des suppositions à faire
sous ce rapport, et on a beaucoup de chances de commettre une
erreur si on est trop absolu dans ses affirmations. Une circon-
stance importante ajoute encore aux incertitudes du diagnostic,

---

d'environ deux ans présentait depuis quelques mois des accès irrégu-
liers de suffocation que l'on avait cru, en l'absence de signes physiques
de phthisie pulmonaire, devoir rattacher à l'asthme : il succomba dans
une attaque ; et, à la nécropsie, on trouva une ulcération de la trachée-
artère à sa bifurcation par un ganglion bronchique hypertrophié. Cette
masse tuberculeuse faisant saillie par intervalles dans le conduit aérien
perforé, en rétrécissait le diamètre, et de là des accès d'étouffement dont
la véritable cause avait été méconnue.   (*Union médicale*, 1863).

(1) Thèse, p. 21.

c'est la réunion de la tuberculose des ganglions bronchiques avec la tuberculose pulmonaire, dont les symptômes sont beaucoup mieux caractérisés.

A ses débuts, lorsque la maladie est primitive et quand les tubercules des ganglions bronchiques sont encore peu volumineux, le diagnostic est absolument impossible, vu l'absence de symptômes. Ce n'est que plus tard, par suite du volume des ganglions tuberculeux et de la compression qui en résulte sur les organes du médiastin, que l'on peut deviner la nature du mal. Alors, l'œdème de la face, la dilatation des veines du cou, les épistaxis, les hémoptysies indiquant la compression des gros vaisseaux ; la dyspnée, l'asthme, l'aphonie et la raucité de la toux indiquant la compression du pneumo-gastrique, la faiblesse du murmure vésiculaire sur un point annonçant une compression des bronches, le souffle bronchique localisé sans fièvre, la matité sous le sternum, peuvent faire présumer qu'il existe une tumeur du médiastin. La jeunesse du malade et son tempérament lymphatique ou scrofuleux font ensuite penser que cette tumeur est de nature tuberculeuse, et par conséquent qu'elle a pour siége les ganglions bronchiques. Tout cela ne constitue que des présomptions, et, en effet, il y a rarement autre chose dans l'analyse des phénomènes offerts par les enfants atteints de tuberculose médiastine.

Quand on observe avec soin les enfants qu'on suppose affectés de tubercules dans les ganglions bronchiques, pour se rendre compte de la *marche* des phénomènes morbides , on ne tarde pas à voir que si la lésion est solitaire et n'est point compliquée de tubercules du poumon , il n'y a aucun trouble dans l'état général. Nul amaigrissement, nulle fièvre hectique, nul état de marasme n'accompagnent cet état morbide. Il n'y a là aucune apparence de consomption ni de phthisie , et par conséquent il est impossible d'appeler cette maladie phthisie bronchique. Le marasme et la fièvre hectique n'existent que lorsque la tuberculose médiastine se trouve greffée sur une tuberculisation pulmonaire antérieure.

Donc, aucun état général de consomption n'accompagne la tuberculose des ganglions bronchiques ; les enfants conservent une assez belle apparence, et n'ont autre chose que des accidents dus à des troubles fonctionnels de voisinage, lesquels troubles sont plus souvent intermittents que continus. L'asthme

observé chez notre petite malade était intermittent, se montrait
d'abord tous les jours à la même heure, puis disparut, revint
ensuite à des heures irrégulières, et enfin provoqua une crise
mortelle. Il en est de même des épistaxis et des hémoptysies
observées chez quelques enfants.

Une fois produite, que devient la tuberculose des ganglions
bronchiques? Dans quelques cas, la lésion cesse de faire des
progrès, et elle peut guérir. Nous en avons la preuve dans le
grand nombre d'observations faites sur des cadavres offrant la
pétrification des ganglions tuberculeux, et en effet l'état cré-
tacé est un des modes de la guérison naturelle des tubercules.
Ailleurs, les ganglions bronchiques tuberculeux se ramollis-
sent, et ayant contracté des adhérences avec les bronches ou
avec l'œsophage, ils peuvent ulcérer ces conduits et se vider
dans leur intérieur. Leblond a cité plusieurs exemples de guérison obtenus de cette manière.

Dans le plus grand nombre des cas, les malades succombent,
soit parce que la diathèse en vertu de laquelle le tubercule s'était
produit dans les ganglions du médiastin a déterminé la formation de tubercules pulmonaires et la phthisie, soit par suite
d'accidents inattendus entraînant la mort subite. Rilliet a vu
périr subitement d'hémoptysie un enfant dont les ganglions
bronchiques tuberculeux comprimaient l'artère pulmonaire, et
la petite malade que vous venez d'observer dans mes salles est,
comme plusieurs autres, morte au milieu d'un accès d'asthme
produisant l'asphyxie.

La marche et la terminaison si habituellement malheureuses
de la tuberculose médiastine ne doivent pas laisser au médecin
une grande espérance sur l'efficacité de la thérapeutique. Quand
la maladie guérit, c'est plus encore sous l'influence des efforts
spontanés de la nature qui cesse de faire accroître les tubercules et les convertit en matière crétacée, que par une action mé-
dicamenteuse. Il n'y a, en réalité, que des palliatifs à mettre en
usage contre cette forme de la tuberculose ganglionnaire.

L'huile de foie de morue, l'huile iodée et l'alimentation char-
gée de graisse doivent constituer le régime habituel des enfants,
autant à titre de toniques que de remède. Vous pourrez y ajouter tantôt des préparations ferrugineuses, et tantôt de l'iodure
de potassium, de l'extrait de feuilles de noyer, de l'hydrochlo-
rate de baryte ou de l'arséniate de soude aux doses convenables.

L'hydrothérapie, le séjour à la campagne ou au bord de la mer, et les eaux minérales du mont Dore, de Luchon ou de Cauterets, seront, comme moyens généraux, les auxiliaires indispensables de cette médication.

Si la toux est très-fréquente, vous essayerez de la calmer au moyen des préparations de cynoglosse, d'extrait de laitue, d'extrait d'opium, d'extrait de ciguë, de teinture d'aconit, de belladone, d'eau de laurier-cerise, etc. Il en sera de même des accès d'asthme, contre lesquels il n'y a rien de plus à prescrire, sauf des inhalations d'éther, une potion éthérée ou des fumigations de papier nitré.

Tels sont les caractères de la tuberculose des ganglions bronchiques dont vous avez pu suivre l'évolution et la fin aussi subite que malheureuse sur la petite fille placée dans nos salles. C'était là un cas rare que je tenais à analyser devant vous, et, pour me résumer, je vous dirai en manière de conclusions :

La tuberculose des ganglions bronchiques, très-commune comme complication de la phthisie pulmonaire chez les enfants, est au contraire très-rare comme maladie primitive.

Les phlegmasies des bronches et du poumon sont chez les enfants scrofuleux l'origine de la tuberculose des ganglions bronchiques.

Aucun trouble fonctionnel appréciable ne résulte de la tuberculisation d'un ganglion bronchique ; mais si ce ganglion, réuni à d'autres, forme dans le médiastin une masse considérable susceptible de comprimer les organes importants qui s'y trouvent placés, il en résulte des troubles indirects de voisinage par compression.

Les bronches comprimées, les gros vaisseaux aplatis, l'œsophage déplacé, les pneumo-gastriques distendus, voilà les plus importantes conséquences de la tuberculose médiastine, et avec ces lésions secondaires des troubles fonctionnels très-différents en rapport avec la nature de l'organe comprimé du médiastin.

L'œdème de la face avec dilatation du réseau veineux superficiel du cou, épistaxis ou hémoptysie, annonce une tuberculose médiastine comprimant la veine-cave supérieure et l'artère pulmonaire.

Quand vous rencontrerez des accès d'asthme chez un enfant qui n'a point d'affection du cœur ou des poumons, craignez de vous heurter à une tuberculose médiastine.

Un affaiblissement du murmure vésiculaire dans un lobe du poumon, coïncidant avec une matité sous-sternale, doit faire craindre une compression des bronches par la tuberculose médiastine.

Si la coïncidence d'une phthisie pulmonaire ne fait pas mourir les enfants dans le marasme, leur tuberculose des ganglions bronchiques peut guérir ; mais le cas ordinaire est alors une mort subite par hémoptysie ou suffocation asphyxique.

OUVRAGES DE L'AUTEUR.

1° **LA VIE ET SES ATTRIBUTS** dans leurs rapports avec la philosophie, l'histoire naturelle et la médecine. Paris, 1862, 1 vol. in-18.

2° **HYGIÈNE DE LA PREMIÈRE ENFANCE**, comprenant les règles de l'allaitement, du sevrage, le choix des nourrices, etc. Paris, 1862, 1 vol. in-18.

3° **TRAITÉ DES MALADIES DES NOUVEAU-NÉS, DES ENFANTS A LA MAMELLE ET DE LA SECONDE ENFANCE.** *Quatrième édition.* Paris, 1862, 1 vol. in-8° de 1,024 pages.

4° **NOUVEAUX ÉLÉMENTS DE PATHOLOGIE GÉNÉRALE ET DE SÉMÉIOLOGIE.** Paris, 1857, 1 vol. in-8° de VIII-1060 pages, avec planches d'anatomie pathologique générale, intercalées dans le texte.

5° **DE L'ÉTAT NERVEUX AIGU ET CHRONIQUE, OU NERVOSISME,** appelé névropathie aiguë cérébro-pneumonie-gastrique ; diathèse nerveuse ; fièvre nerveuse ; cachexie nerveuse ; névropathie protéiforme ; névrospasmie ; et confondu avec les vapeurs, la surexcitabilité nerveuse, l'hystéricisme, l'hystérie, l'hypochondrie, l'anémie, la gastralgie, etc., professé à la Faculté de médecine en 1857, et *lu à l'Académie impériale de médecine* en 1858. Paris, 1860, 1 vol. in-8° de 345 pages.

6° **TRAITÉ DES SIGNES DE LA MORT**, et des moyens de prévenir les enterrements prématurés. Paris, 1849, 1 vol. gr. in-18, VI-408 pages, *couronné par l'Institut.*

Mémoire sur la fièvre puerpérale, couronné par la Faculté de médecine, *Gazette médicale de Paris*, 1844, pages 85, 101, 149. — Mémoire sur la *Phlegmatia alba dolens*, couronné par la Faculté de médecine, *Gazette médicale*, 1844, page 249. — Mémoire sur la coagulation du sang veineux dans les cachexies et dans les maladies chroniques, *Gazette médicale,* 1845, page 241. — Des maladies virulentes. *Thèse de concours de l'agrégation,* 1847. — Mémoire sur les maladies contagieuses, *Gazette médicale,* 1848, pages 405, 411. — Observations sur les bruits du cœur dans le choléra, *Gazette médicale,* 1849. — Mémoire sur le choléra des femmes enceintes, *Gazette médicale,* 1849. — Mémoire sur la transmission de la syphilis des nouveau-nés à leurs nourrices, *Gazette médicale de Paris,* 1850. — Mémoire sur les hémorrhagies intestinales des nouveau-nés et des enfants à la mamelle, *Gazette des hôpitaux,* 1851. — Mémoire sur l'hygiène et l'industrie de la peinture à l'oxyde de zinc, *Annales d'hygiène,* 1852, tome XLVII, pages 5 à 68. — Des méthodes de classification en nosologie, *Concours de l'agrégation,* 1853. — Mémoire sur les fistules pulmonaires cutanées, *Gazette médicale,* 1854. — Mémoire sur l'ulcération et l'oblitération de l'orifice des conduits lactifères dans leurs rapports avec la pathologie du sein et l'hygiène des nouveau-nés, *Gazette des hôpitaux,* 1854. — Recherches sur les symptômes et le traitement d'une forme particulière du coryza chez les nouveau-nés, *Gazette des hôpitaux,* 1856. — Mémoire sur l'albuminurie du croup et des maladies couenneuses, *Comptes rendus de l'Académie des sciences,* 1858. — Mémoire sur l'anesthésie progressive du croup, servant d'indication à la trachéotomie, *Comptes rendus de l'Académie des sciences,* 1858. — Mémoire sur une nouvelle méthode de traitement de l'asphyxie du croup, par le tubage du larynx, *Comptes rendus de l'Académie des sciences,* 1858. — Mémoire sur une nouvelle méthode de traitement de l'angine couenneuse par l'amputation des amygdales, *Comptes rendus de l'Académie des sciences,* 1859. — Nouvelle étude du croup au point de vue de la nosographie, *Union médicale,* 1859. — De l'emmagasinement et de la distribution des eaux de Paris, *lu à l'Académie des sciences, Gazette des hôpitaux,* 1861. — Nouvelle méthode de traitement des calculs biliaires et de la colique hépatique par le chloroforme à l'intérieur, *Bulletin thérapeutique,* 1861. — De la contagion nerveuse, *lu à l'Académie de médecine, Bulletin de l'Académie,* 1861, tome XXVI, page 818, *Union médicale,* 1862. — Du traitement des névralgies par la teinture d'iode morphinée, *Union médicale,* 1863. — De la congestion pulmonaire chronique simulant la phthisie, *Gazette des hôpitaux,* 1863.